Survivre dans un monde bouillonnant

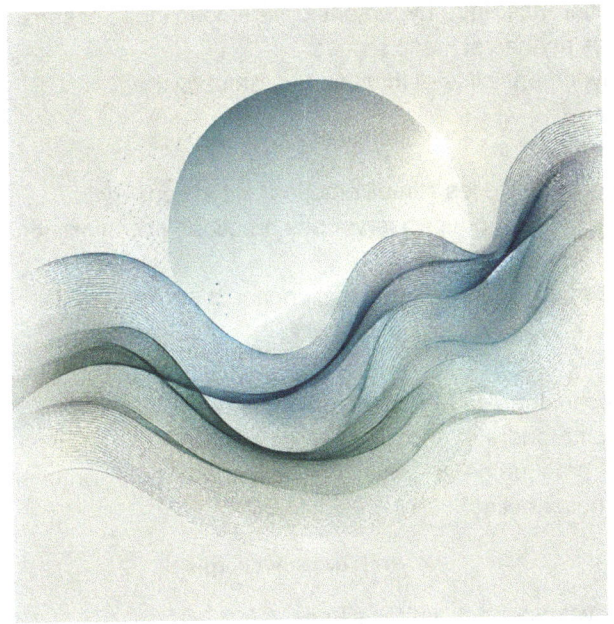

techniques pour gérer l'hypersensibilité au quotidien

Gwendoline JOUAN

Sommaire

1. Comprendre l'hypersensibilité

- Qu'est-ce que l'hypersensibilité ?
- Différence entre hypersensibilité émotionnelle et sensorielle
- Les mythes et idées reçues
- Hypersensibilité et intuition : un atout caché

2. Identifier ses déclencheurs

- Reconnaître les stimuli émotionnels et sensoriels
- Techniques pour observer ses réactions et comprendre ses besoins
- Les conséquences des déclencheurs sur le bien-être

3. La gestion des émotions intenses

- Techniques de régulation émotionnelle
- Comprendre et accepter ses émotions
- La pratique de la pleine conscience pour gérer l'intensité émotionnelle

4. Protéger son énergie

- Développer des limites saines
- Stratégies de protection contre les influences extérieures
- La visualisation et l'ancrage pour se recentrer

5. Cultiver des relations épanouissantes

- Choisir des relations qui nourrissent et respectent votre sensibilité
- Communiquer sur son hypersensibilité avec son entourage
- Gérer les conflits en restant fidèle à soi-même

6. L'importance du self-care pour les hypersensibles

- L'auto-soin quotidien : pourquoi est-il essentiel ?
- Prendre soin de soi sans culpabilité

- Exemples de routines de self-care pour apaiser le corps et l'esprit

7. Éviter la surcharge sensorielle

- Créer un environnement apaisant
- Pratiques de désensibilisation douce
- Gérer la surcharge numérique et les réseaux sociaux

8. Développer la résilience émotionnelle

- Comprendre la résilience chez les hypersensibles
- Techniques pour renforcer son mental face aux défis quotidiens
- L'importance de l'auto-compassion et du pardon de soi

9. Hypersensibilité et créativité

- Exploiter son hypersensibilité comme source de créativité
- Exercices créatifs pour libérer ses émotions
- Les bienfaits de l'expression artistique

10. Trouver son équilibre dans un monde bouillonnant

- Techniques pour rester ancré au quotidien
- Trouver des moments de paix intérieure
- Conseils pour un mode de vie en harmonie avec sa sensibilité

Conclusion : Accepter et célébrer son hypersensibilité

- La force de l'hypersensibilité dans un monde souvent brutal
- Encouragements pour continuer à cheminer vers l'acceptation de soi
- Ressources supplémentaires pour aller plus loin

Chapitre 1 : Comprendre l'hypersensibilité

Introduction : Comprendre et apprivoiser l'hypersensibilité

Dans un monde où la rapidité, la productivité et la compétition dominent souvent, être hypersensible peut ressembler à un défi quotidien. Pour les personnes qui perçoivent les émotions et les stimuli avec intensité, naviguer dans ce monde peut être épuisant et, parfois, accablant. Mais qu'est-ce que l'hypersensibilité au juste, et comment peut-on apprendre à la vivre pleinement, sans qu'elle devienne un fardeau ?

Comprendre l'hypersensibilité : un trait de personnalité unique

L'hypersensibilité touche environ 15 à 20 % de la population et est reconnue comme un trait de personnalité. Contrairement à ce que certains pourraient penser, ce n'est pas un signe de faiblesse, mais plutôt une manière particulière de traiter l'information émotionnelle et sensorielle. Les hypersensibles possèdent un système nerveux plus réactif, ce qui signifie qu'ils absorbent plus d'informations de leur environnement et les traitent en profondeur. Ainsi, une situation banale pour d'autres peut engendrer chez eux des réactions intenses, qu'il s'agisse de l'ambiance d'un lieu, du ton d'une conversation, ou de la beauté d'un paysage.

Ce trait peut aussi être une richesse incroyable, car les hypersensibles possèdent des capacités d'empathie, d'intuition et de créativité souvent très développées. Cependant, sans outils pour gérer cette sensibilité, elle peut devenir source de stress et d'épuisement.

Les racines de l'hypersensibilité et son exploration scientifique

Les recherches menées par des psychologues, notamment le Dr. Elaine Aron, ont permis de mieux comprendre l'hypersensibilité. Selon Aron, les personnes hypersensibles (ou HSP pour Highly Sensitive Persons) présentent un tempérament inné qui affecte leur façon de percevoir le monde. Le cerveau des hypersensibles est conçu pour traiter les informations plus intensément, ce qui leur permet de détecter des subtilités invisibles pour la plupart des gens.

Des études en neurosciences ont également montré que les hypersensibles présentent une activité accrue dans des zones du cerveau liées à la conscience de soi et à l'empathie. Cela leur permet de vivre des expériences plus riches et de ressentir une profonde connexion avec leur environnement. Cependant, cette capacité accrue de traitement de l'information signifie également qu'ils sont plus susceptibles de se sentir saturés ou débordés.

L'objectif de ce livre : transformer l'hypersensibilité en force

Ce livre a été conçu pour accompagner les hypersensibles dans un cheminement vers l'acceptation et l'épanouissement. Plutôt que de voir cette sensibilité comme une faiblesse, l'objectif est de fournir des outils concrets pour en faire une force. Grâce aux techniques de gestion des émotions, de self-care, et de recentrage proposées ici, chaque lecteur pourra mieux comprendre ses besoins, poser des limites saines et créer un équilibre dans sa vie.

Ce guide vous invite à un voyage d'auto-découverte et de transformation, en explorant des pratiques adaptées à votre hypersensibilité. À travers chaque chapitre, vous découvrirez comment gérer les émotions intenses, cultiver des relations épanouissantes, et trouver une paix intérieure durable.

L'hypersensibilité n'est pas un obstacle à surmonter, mais un trait à embrasser et à valoriser.

Qu'est-ce que l'hypersensibilité ?

L'hypersensibilité est souvent perçue comme une intensité émotionnelle ou sensorielle. Contrairement aux idées reçues, elle ne se limite pas aux larmes faciles ou aux émotions à fleur de peau. Être hypersensible, c'est ressentir les choses plus profondément, percevoir les subtilités émotionnelles ou sensorielles de manière plus aiguë. Cela touche environ 15 à 20 % de la population et se manifeste de façons variées, de la réactivité sensorielle accrue aux émotions intenses face aux événements du quotidien.

Pour de nombreux hypersensibles, vivre dans un monde constamment en mouvement peut devenir un véritable défi. Les stimuli, qu'ils soient visuels, auditifs ou émotionnels, peuvent rapidement devenir écrasants. Cependant, comprendre l'hypersensibilité permet de voir ce trait comme une richesse plutôt que comme un fardeau. C'est une invitation à explorer notre capacité à nous connecter profondément avec les autres, à ressentir les beautés du monde de façon plus intense et à nous connaître plus intimement.

Les différents types d'hypersensibilité

Les hypersensibilités peuvent se diviser en plusieurs types, dont les deux principales catégories sont :

1. **Hypersensibilité émotionnelle** : Cette forme d'hypersensibilité se traduit par une réactivité émotionnelle élevée. Une parole, un regard ou un simple geste peuvent provoquer des émotions fortes. L'hypersensible émotionnel ressent les joies, les peines, et les colères avec une intensité

qui dépasse la moyenne. Cette intensité émotionnelle, bien que difficile à gérer, peut être un moteur d'empathie et de compréhension envers autrui.

2. **Hypersensibilité sensorielle** : L'hypersensible sensoriel, quant à lui, réagit aux stimuli environnementaux avec une intensité accrue. Les sons forts, les lumières vives, les textures inconfortables ou même certaines odeurs peuvent créer un stress ou une gêne. La saturation sensorielle est une réalité quotidienne pour beaucoup d'hypersensibles, et apprendre à limiter ces stimuli est essentiel pour préserver son bien-être.

Exercices de réflexion pour explorer son niveau de sensibilité

Exercice 1 : Identifiez vos déclencheurs

1. Prenez quelques minutes pour penser à des situations récentes où vous vous êtes senti(e) dépassé(e) ou intensément ému(e). Quelles étaient ces situations ?
2. Notez les déclencheurs possibles : Était-ce une forte lumière, une musique trop forte, une remarque d'une personne, ou un événement personnel ?
3. Classez ces déclencheurs selon leur intensité (de 1 à 5). Cet exercice peut vous aider à mieux comprendre les sources principales de votre sensibilité et à évaluer à quel point elles vous affectent.

Objectif : Cet exercice aide à identifier ce qui stimule ou surcharge votre sensibilité et à reconnaître les facteurs extérieurs qui influencent votre bien-être.

Exercice 2 : Réfléchissez à votre réaction émotionnelle

1. Repensez à une situation où vous avez ressenti une émotion intense (positive ou négative) de manière inattendue.
2. Décrivez ce que vous avez ressenti. Était-ce une réaction immédiate ? Avez-vous ressenti une montée d'émotion dans votre corps (palpitations, chaleur, frissons) ?
3. Notez comment vous avez réagi par la suite. Avez-vous eu besoin de vous isoler, de parler à quelqu'un, ou de prendre un moment de calme ?

Objectif : Cet exercice permet de comprendre comment vos émotions se manifestent physiquement et mentalement. Il aide aussi à reconnaître vos besoins immédiats pour vous apaiser en cas de surcharge.

Exercice 3 : Évaluez votre besoin de stimulation sensorielle

1. Observez votre niveau de confort dans divers environnements : préférez-vous le silence ou êtes-vous à l'aise dans des lieux animés ?
2. Au quotidien, cherchez-vous à réduire les stimuli (comme diminuer le volume sonore) ou, au contraire, appréciez-vous certaines stimulations (comme écouter de la musique ou allumer une lumière douce) ?
3. Notez quels ajustements vous apportent un sentiment de calme et de bien-être.

Objectif : Cet exercice vise à mieux comprendre votre seuil de tolérance sensorielle et à identifier les ajustements qui vous aident à vous sentir équilibré(e).

Hypersensibilité : force ou faiblesse ?

Le regard de la société sur l'hypersensibilité oscille souvent entre admiration et incompréhension. Trop souvent, on associe l'hypersensibilité à la fragilité ou à l'incapacité de faire face aux difficultés. Mais cette perception est injuste et limitative. Être hypersensible, c'est avoir un monde intérieur riche et nuancé, qui permet de voir et de comprendre des choses que d'autres ne remarquent pas.

L'hypersensibilité est une force lorsqu'elle est bien gérée. Elle rend les expériences de la vie plus riches et peut même inspirer et guider autrui. De nombreux hypersensibles deviennent des créateurs, des artistes, ou des soignants, car ils sont capables de percevoir et de transmettre des émotions et des sensations d'une manière unique.

Les idées reçues et mythes autour de l'hypersensibilité

L'hypersensibilité est souvent mal comprise. Voici quelques idées reçues courantes :

- **"Les hypersensibles sont faibles"** : Ce mythe est sans doute le plus répandu. En réalité, faire face chaque jour à des émotions et à des sensations intenses exige une grande force intérieure.

- **"Ils exagèrent tout"** : L'hypersensibilité n'est pas une question de choix ou d'exagération. C'est un trait de personnalité ancré dans la manière dont le cerveau traite l'information.

- **"Ils doivent apprendre à être plus durs"** : Bien que développer une certaine résilience soit important, forcer un hypersensible à ignorer ses ressentis ne fait qu'entraîner des souffrances. Accepter et comprendre ses émotions est bien plus constructif.

Hypersensibilité et intuition : un atout caché

Un des aspects les plus fascinants de l'hypersensibilité est la capacité intuitive qui l'accompagne souvent. En raison de leur acuité émotionnelle et sensorielle, les hypersensibles captent des informations subtiles que d'autres peuvent négliger. Ils ont souvent un instinct fin, qu'il s'agisse de deviner les émotions d'une personne, de percevoir une tension dans une pièce, ou de ressentir une impression forte face à une situation.

Développer son intuition est un atout précieux pour un hypersensible. Cela permet de faire des choix alignés avec soi-même et d'éviter des situations potentiellement déstabilisantes. L'intuition devient alors un guide, une boussole qui aide à naviguer dans la complexité des interactions humaines et des environnements stimulants.

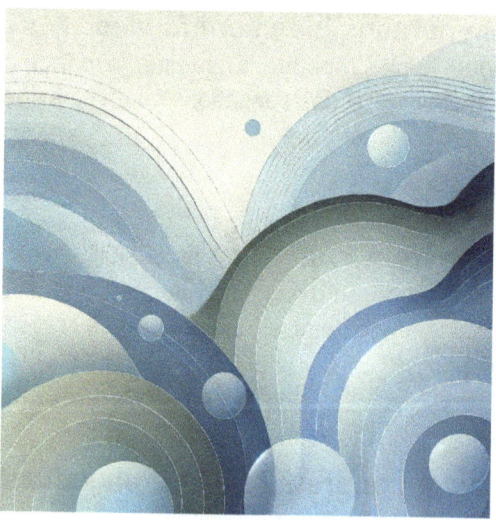

Chapitre 2 : Identifier ses déclencheurs

Pourquoi identifier ses déclencheurs est essentiel

Pour un hypersensible, le monde est rempli de stimulations et de situations qui peuvent être parfois difficiles à gérer. Identifier ce qui déclenche une réponse émotionnelle ou sensorielle intense permet de mieux comprendre et gérer ses réactions. En connaissant ses déclencheurs, on peut ajuster son environnement, anticiper des moments potentiellement stressants, et développer des stratégies pour protéger son bien-être.

Les déclencheurs varient d'une personne à l'autre et peuvent inclure des éléments physiques (comme le bruit ou la lumière) aussi bien que des situations émotionnelles (comme un conflit ou une critique). Comprendre ces déclencheurs, c'est reprendre le contrôle sur sa sensibilité, en apprenant à s'entourer de ce qui nous fait du bien et à éviter, autant que possible, ce qui nous surcharge.

Types de déclencheurs courants

Il existe une grande variété de déclencheurs qui peuvent affecter les hypersensibles, parmi lesquels :

1. **Les déclencheurs sensoriels** : Sons forts, lumières intenses, odeurs prononcées ou textures inconfortables peuvent rapidement provoquer une surcharge sensorielle. Par exemple, une journée dans un centre commercial bondé peut être épuisante pour un hypersensible.

2. **Les déclencheurs émotionnels** : Les interactions sociales peuvent générer des émotions intenses. Des situations comme les conflits, les critiques, ou même des

scènes émotionnelles dans un film peuvent susciter des réactions puissantes.

3. **Les déclencheurs physiques** : La fatigue, la faim, ou les douleurs corporelles peuvent amplifier la sensibilité et rendre la gestion des émotions plus complexe. Prendre soin de son corps et de ses besoins physiques est essentiel pour éviter ces types de déclencheurs.

4. **Les déclencheurs environnementaux** : Certains lieux ou atmosphères peuvent créer un stress inattendu. Par exemple, être dans un environnement désorganisé ou bruyant peut vite devenir oppressant pour quelqu'un de sensible.

Exercices pour identifier vos déclencheurs

Exercice 1 : Le journal des déclencheurs

Pendant une semaine, notez chaque situation qui a déclenché une émotion forte ou une gêne. Indiquez la situation, votre ressenti, et ce qui vous a particulièrement dérangé. Après plusieurs jours, vous devriez observer des motifs ou des déclencheurs récurrents.

Exemple de journal :

Situation	Déclencheur	Emotion/Réaction
Réunion bruyante au travail	Bruit	Stress, envie de fuir
Conversation avec un ami critique	Critique	Tristesse, irritation

| Centre commercial un samedi | Foule, bruit | Fatigue, anxiété |

Objectif : Cet exercice vous aide à identifier et nommer vos déclencheurs pour mieux comprendre comment ils affectent votre état d'esprit.

Exercice 2 : Évaluer l'impact des déclencheurs

Une fois vos déclencheurs identifiés, évaluez leur impact sur une échelle de 1 à 5 (1 = léger inconfort, 5 = extrêmement perturbant). Cette évaluation vous permettra de savoir lesquels sont les plus importants à éviter ou à gérer en priorité.

- **Bruit excessif** : 4
- **Foule dense** : 3
- **Critiques** : 5
- **Lumière intense** : 2

Objectif : En hiérarchisant les déclencheurs, vous pourrez mettre en place des stratégies ciblées pour vous protéger.

Mettre en place des stratégies pour éviter ou gérer les déclencheurs

Une fois que vous avez identifié et hiérarchisé vos déclencheurs, vous pouvez envisager des moyens de les éviter ou de mieux les gérer. Voici quelques exemples de stratégies pour chaque type de déclencheur :

1. **Déclencheurs sensoriels** : Pour minimiser la surcharge auditive, utilisez des bouchons d'oreilles ou écoutez de la musique apaisante. Si la lumière intense vous dérange, privilégiez des lieux plus tamisés ou portez des lunettes de soleil en extérieur.

2. **Déclencheurs émotionnels** : Pour les interactions difficiles, pratiquez l'auto-compassion. Rappelez-vous que vos réactions sont normales et que vous pouvez prendre du recul si nécessaire. Apprenez aussi à communiquer vos limites avec bienveillance.

3. **Déclencheurs physiques** : Prenez soin de vos besoins de base : un bon sommeil, une alimentation équilibrée, et des pauses régulières permettent de garder votre sensibilité en équilibre.

4. **Déclencheurs environnementaux** : Si un lieu vous stresse, cherchez un espace calme ou ordonné pour vous ressourcer. Créez un environnement apaisant chez vous, avec des couleurs douces, des textures agréables et une ambiance calme.

Exercices pratiques pour les moments de surcharge

Exercice 1 : La bulle de calme

Lorsque vous sentez que la surcharge monte, fermez les yeux et imaginez-vous dans une bulle protectrice. Visualisez cette bulle comme un espace qui filtre les stimuli extérieurs et vous protège. Prenez quelques respirations profondes et concentrez-vous sur cette image jusqu'à ressentir un apaisement.

Objectif : Cet exercice permet de vous recentrer en cas de déclencheur soudain et de diminuer la sensation d'oppression.

Exercice 2 : L'ancrage sensoriel

Lorsque vous êtes submergé(e), choisissez un élément sensoriel apaisant (une odeur, une texture, un son doux) et concentrez-vous dessus. Par exemple, passez votre main sur un tissu agréable ou écoutez une musique douce. Cet ancrage vous aidera à atténuer la surcharge en focalisant votre attention sur quelque chose de positif.

Objectif : Cet exercice aide à rétablir l'équilibre sensoriel en dirigeant votre attention sur un stimulus contrôlé et agréable.

En identifiant et en prenant conscience de vos déclencheurs, vous êtes déjà sur la voie d'une meilleure gestion de votre hypersensibilité. Ce chapitre vous fournit des outils pratiques pour comprendre vos réactions et vous offrir des stratégies adaptées pour mieux vous protéger dans les situations de la vie quotidienne.

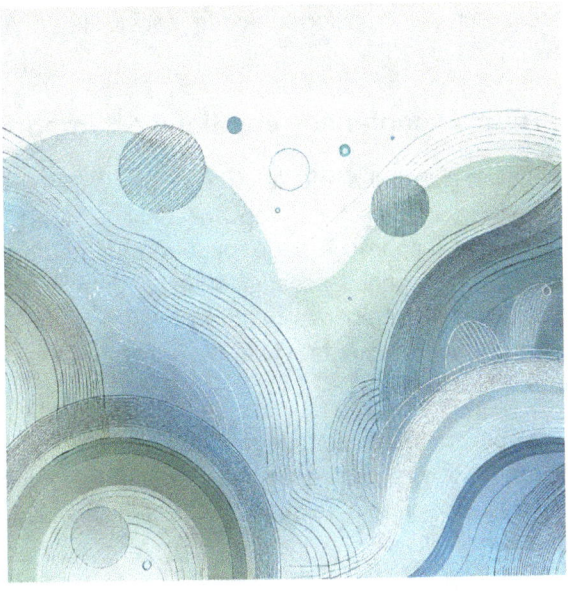

Chapitre 3 : La gestion des émotions intenses

L'intensité émotionnelle chez les hypersensibles

Les hypersensibles ressentent souvent les émotions avec une profondeur qui peut être difficile à gérer. Ces émotions intenses peuvent être déclenchées par des situations de la vie quotidienne et engendrer des réactions puissantes, comme la tristesse, la colère, ou la joie. L'intensité émotionnelle est une facette de l'hypersensibilité, et apprendre à la gérer de manière saine est essentiel pour éviter l'épuisement.

Apprendre à réguler ses émotions ne signifie pas les contrôler ou les ignorer, mais plutôt les accepter, les comprendre, et les vivre sans se laisser submerger. Dans ce chapitre, nous explorerons différentes techniques pour naviguer dans cette intensité émotionnelle, afin de transformer cette sensibilité en une force équilibrée.

Pourquoi accepter ses émotions est important

Trop souvent, on cherche à refouler ou à ignorer ses émotions pour « rester fort » ou « ne pas trop ressentir ». Mais, pour un hypersensible, cette approche peut conduire à une surcharge ou à un épuisement émotionnel. L'acceptation est la première étape vers une gestion saine des émotions : elle consiste à accueillir chaque émotion sans jugement, à la vivre pleinement, et à la laisser s'apaiser naturellement.

L'acceptation permet également de renforcer l'auto-compassion. En acceptant vos émotions, vous acceptez une part de vous-même, ce qui aide à développer une relation saine et bienveillante envers votre propre sensibilité.

Techniques pour gérer les émotions intenses

1. La respiration consciente

La respiration est un outil simple et puissant pour calmer les émotions. Quand une émotion intense surgit, elle peut souvent s'accompagner d'une tension physique. La respiration consciente aide à détendre le corps et à réduire cette tension.

Comment pratiquer :

1. Asseyez-vous dans un endroit calme.
2. Inspirez profondément en comptant jusqu'à quatre, puis retenez votre souffle pendant quatre secondes.
3. Expirez lentement en comptant jusqu'à quatre, et faites une pause de quatre secondes avant de reprendre.
4. Répétez pendant quelques minutes, jusqu'à ce que vous sentiez votre corps se relâcher et vos pensées ralentir.

Objectif : La respiration consciente favorise la détente en permettant au système nerveux de se calmer, ce qui atténue l'intensité de l'émotion.

2. La pleine conscience (mindfulness)

La pleine conscience consiste à porter attention à l'instant présent, sans jugement. Pour les hypersensibles, elle est particulièrement utile pour éviter de se perdre dans le flot des pensées et des émotions. En vous ancrant dans le moment présent, vous pouvez observer vos émotions sans vous y identifier complètement.

Comment pratiquer :

1. Prenez quelques minutes pour observer votre corps et vos sensations.
2. Notez ce que vous ressentez physiquement (par exemple, un poids dans la poitrine, une chaleur au visage).

3. Sans analyser ni juger, observez ces sensations comme des faits neutres.
4. Restez ancré(e) dans l'instant, en vous rappelant que l'émotion est temporaire.

Objectif : La pleine conscience permet de créer une distance entre soi et l'émotion, ce qui aide à réduire l'intensité de cette dernière et à l'accepter plus facilement.

3. L'écriture expressive

L'écriture est un excellent moyen de libérer les émotions. Lorsque vous ressentez une émotion intense, prenez quelques minutes pour écrire sans filtre tout ce qui vous passe par l'esprit. Cette technique permet de mettre de l'ordre dans vos pensées et d'apaiser le mental.

Comment pratiquer :

1. Prenez un cahier ou une feuille de papier et commencez à écrire tout ce que vous ressentez, sans vous soucier de la forme ou de la grammaire.
2. Écrivez pendant au moins dix minutes, ou jusqu'à ce que vous sentiez une certaine libération.
3. Si vous le souhaitez, relisez ce que vous avez écrit pour mieux comprendre vos émotions, ou laissez le texte de côté sans le relire.

Objectif : L'écriture expressive vous permet de sortir vos émotions, de les structurer, et de prendre du recul.

Exercices de visualisation pour apaiser l'intensité émotionnelle

Exercice 1 : La bulle de sécurité

Quand une émotion intense surgit, fermez les yeux et imaginez-vous dans une bulle protectrice. Visualisez cette bulle comme un espace doux et calme qui filtre les énergies et émotions extérieures.

1. Prenez quelques respirations profondes et concentrez-vous sur l'idée que rien de négatif ne peut pénétrer cette bulle.
2. Restez quelques minutes dans cette visualisation, en respirant profondément et en laissant l'émotion s'apaiser.

Objectif : Créer une zone de sécurité intérieure qui vous permet de prendre du recul et de gérer l'intensité de l'émotion en douceur.

Exercice 2 : La rivière des émotions

Visualisez vos émotions comme une rivière. Imaginez-vous debout sur la rive, observant le flux de l'eau sans y plonger. La rivière symbolise le flot constant des émotions, qui viennent et s'en vont.

1. Observez vos émotions de manière détachée, comme si elles coulaient devant vous dans cette rivière.
2. Remarquez les sensations associées à chaque émotion et laissez-les passer sans résistance, comme de l'eau qui continue son chemin.

Objectif : Cet exercice vous aide à voir les émotions comme passagères, ce qui réduit leur pouvoir sur vous.

Sous-chapitre : L'impact positif des pratiques de gestion sur la santé mentale et émotionnelle

Les pratiques de gestion des émotions, telles que la respiration, la visualisation et la créativité, jouent un rôle essentiel pour les personnes hypersensibles. En utilisant ces techniques, elles peuvent renforcer leur résilience, gérer leurs réactions émotionnelles et développer un état d'équilibre intérieur durable. Ce sous-chapitre explore les bienfaits spécifiques de chaque pratique et comment elles influencent positivement la santé mentale et émotionnelle des hypersensibles.

La respiration : un outil de recentrage et de régulation émotionnelle

La respiration consciente est l'une des méthodes les plus simples et efficaces pour gérer le stress et apaiser l'esprit. En cas de surcharge émotionnelle, la respiration aide à réduire les niveaux de cortisol, l'hormone du stress, et à réguler le système nerveux autonome. Chez les hypersensibles, cette pratique est particulièrement bénéfique car elle permet de retrouver rapidement un état de calme et de recentrage.

Bienfaits spécifiques de la respiration pour les hypersensibles :

- Réduction du stress : La respiration consciente ralentit le rythme cardiaque et favorise un état de relaxation.
- Gestion des émotions : En prenant le temps de respirer avant de réagir, les hypersensibles peuvent éviter de se laisser submerger par leurs émotions.
- Ancrage dans le présent : La respiration ramène l'attention au moment présent, aidant ainsi les hypersensibles à ne pas se perdre dans les pensées et les inquiétudes.

La visualisation : un refuge intérieur pour apaiser l'esprit

La visualisation est une technique qui consiste à imaginer un lieu ou une situation apaisante, permettant ainsi de créer un espace mental de sécurité et de ressourcement. Pour les hypersensibles, qui absorbent beaucoup d'informations et d'énergies extérieures, la visualisation offre un refuge pour se reconnecter à soi-même et calmer les émotions intenses.

Bienfaits spécifiques de la visualisation pour les hypersensibles :

- Réduction de l'anxiété : Imaginer un endroit sûr et apaisant diminue la sensation de stress et d'insécurité.
- Renforcement de l'équilibre émotionnel : En se visualisant dans un état de paix, les hypersensibles peuvent renforcer leur capacité à rester calmes et ancrés.
- Augmentation de la résilience : La visualisation crée un espace intérieur où il est possible de se ressourcer, permettant ainsi de faire face plus sereinement aux défis extérieurs.

La créativité : une voie d'expression et de transformation

La créativité est un puissant moyen pour les hypersensibles d'exprimer leurs émotions et de libérer les tensions accumulées. Qu'il s'agisse de peinture, de musique, d'écriture ou de danse, la créativité permet de canaliser les ressentis de manière constructive. Elle transforme les émotions intenses en œuvres visuelles, sonores, ou écrites, offrant ainsi un exutoire sain pour l'esprit.

Bienfaits spécifiques de la créativité pour les hypersensibles :

- Libération émotionnelle : La créativité offre un espace pour exprimer les émotions refoulées, évitant ainsi l'accumulation de stress.

- Renforcement de la confiance en soi : En développant leurs talents créatifs, les hypersensibles gagnent en estime de soi et en assurance.
- Épanouissement personnel : La créativité permet de se reconnecter à ses passions et à son identité profonde, contribuant ainsi à un sentiment d'accomplissement.

Synthèse : L'impact global de ces pratiques sur la santé mentale

La respiration, la visualisation et la créativité ne sont pas seulement des pratiques pour calmer le mental ; elles sont des piliers qui renforcent la santé mentale et émotionnelle des hypersensibles au quotidien. En intégrant ces techniques dans leur routine, les hypersensibles peuvent non seulement mieux gérer leur sensibilité, mais aussi en faire une force qui enrichit leur vie.

S'ouvrir à l'auto-compassion

Gérer les émotions intenses est un apprentissage qui demande patience et bienveillance envers soi-même. En développant l'auto-compassion, vous apprenez à vous soutenir dans les moments difficiles, en vous parlant comme vous le feriez avec un(e) ami(e) proche. Prenez l'habitude de vous encourager, de reconnaître votre courage face à ces émotions, et de vous offrir la douceur dont vous avez besoin pour les traverser.

Exercice d'auto-compassion

1. Lorsque vous ressentez une émotion difficile, fermez les yeux et placez votre main sur votre cœur.

2. Prenez une respiration profonde et dites-vous mentalement : «
   C'est normal de ressentir cela. Je m'accepte tel(le) que je
   suis. »
3. Répétez cette phrase ou adaptez-la avec vos propres mots
   bienveillants jusqu'à sentir un apaisement.

Objectif : Cet exercice favorise l'acceptation de soi et renforce la
confiance en sa propre capacité à gérer ses émotions.

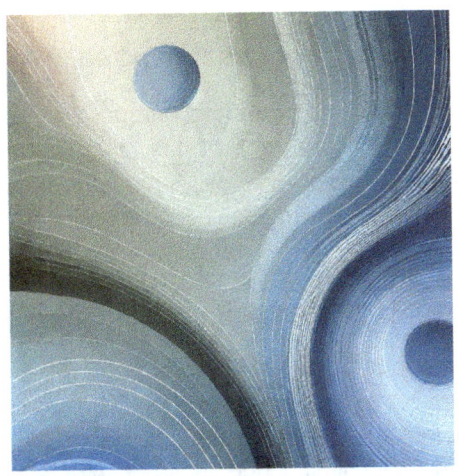

Chapitre 4 : Protéger son énergie

Pourquoi est-il essentiel de protéger son énergie ?

Les hypersensibles sont particulièrement sensibles à leur environnement et aux émotions des autres, ce qui peut rapidement les amener à l'épuisement. Être entouré(e) d'interactions intenses, de situations stressantes, ou de milieux bruyants peut drainer leur énergie. Apprendre à préserver son énergie est fondamental pour maintenir un équilibre émotionnel et éviter la surcharge.

Protéger son énergie ne signifie pas s'isoler totalement du monde, mais plutôt prendre soin de soi en mettant en place des limites saines. C'est apprendre à reconnaître ce qui nous fatigue et à respecter nos besoins pour éviter l'épuisement.

Développer des limites saines

Les limites sont une forme de protection pour l'hypersensible. Elles servent de barrière entre soi et les éléments extérieurs qui pourraient puiser dans son énergie. Savoir dire non, exprimer ses besoins, et éviter les situations épuisantes sont des moyens d'affirmer ces limites.

Exercice : Définir ses limites

1. Prenez un moment pour réfléchir aux situations ou aux personnes qui vous fatiguent le plus. Quelles sont les situations qui puisent le plus dans votre énergie ?
2. Notez ensuite les limites que vous pouvez mettre en place pour préserver votre bien-être. Cela peut inclure de prendre des pauses plus régulières, de limiter le temps passé dans les foules, ou d'éviter certaines conversations.
3. Essayez de vous rappeler que poser des limites est un acte d'amour pour vous-même, et non un rejet des autres.

Objectif : Cet exercice vous aide à identifier les situations qui vous fatiguent et à mettre en place des barrières pour mieux protéger votre énergie.

Stratégies pour se protéger des énergies extérieures

1. Visualisation protectrice

La visualisation est un outil puissant pour créer un sentiment de protection intérieure. En visualisant une barrière autour de soi, on peut imaginer que cette barrière bloque les énergies négatives ou épuisantes.

Comment pratiquer :

1. Fermez les yeux et imaginez une lumière douce autour de vous, comme une bulle protectrice. Visualisez cette lumière filtrant les énergies environnantes.
2. Imaginez que cette bulle se renforce chaque fois que vous respirez profondément.
3. Pratiquez cette visualisation chaque fois que vous sentez le besoin de vous protéger.

Objectif : La visualisation crée une sensation de sécurité et de tranquillité, en vous aidant à rester centré(e) sur votre propre énergie.

2. Prendre des pauses régulières

Lorsque vous êtes dans un environnement intense ou que vous vous trouvez entouré(e) de personnes qui puisent dans votre énergie, il est important de prendre des pauses. Vous pouvez sortir pour respirer quelques minutes, trouver un espace calme pour vous recentrer, ou vous isoler un moment.

Conseil : Planifiez des micro-pauses tout au long de la journée, même dans un contexte calme. Cela permet de relâcher la tension et de se ressourcer sans attendre d'être complètement épuisé(e).

Objectif : Ces pauses permettent de vous recentrer et d'éviter l'accumulation de fatigue.

3. Pratiquer l'auto-compassion et l'auto-soin

Protéger son énergie, c'est aussi apprendre à s'écouter et à répondre à ses besoins avec bienveillance. L'auto-compassion consiste à vous donner la permission de vous éloigner des situations épuisantes et à vous accorder des moments de repos.

Comment pratiquer :

1. Écoutez vos signaux intérieurs. Si vous sentez que vous avez besoin de vous éloigner ou de dire non, faites-le sans culpabilité.
2. Offrez-vous des moments de calme et de ressourcement, que ce soit une promenade, une activité créative, ou simplement du temps pour ne rien faire.

Objectif : L'auto-compassion aide à maintenir votre énergie en vous permettant de prioriser vos propres besoins.

Créer un espace de ressourcement

Un espace de ressourcement est un lieu, réel ou imaginaire, où vous pouvez vous retrouver et retrouver votre énergie. Cela peut être un coin chez vous que vous décorez pour qu'il soit apaisant ou un lieu dans la nature où vous vous sentez bien.

Exercice : Construire votre espace de ressourcement

1. Choisissez un endroit où vous vous sentez en sécurité et en paix. Cela peut être un coin de votre maison, votre refuge imaginaire, ou un lieu extérieur que vous aimez.
2. Personnalisez cet espace en ajoutant des éléments qui vous apaisent : des coussins, des plantes, de la musique douce, ou des objets qui vous sont chers.
3. Lorsque vous vous sentez épuisé(e), prenez quelques minutes pour vous y installer et respirer profondément.

Objectif : Avoir un espace de ressourcement aide à se sentir protégé(e) et à se reconnecter avec son énergie.

Exercice de visualisation pour renforcer son espace intérieur

Si vous n'avez pas de lieu physique où vous ressourcer, vous pouvez créer un refuge intérieur grâce à la visualisation.

1. Fermez les yeux et imaginez un endroit qui vous procure un sentiment de calme, que ce soit une forêt, une plage, ou un espace imaginaire.
2. Visualisez-vous dans ce lieu, en ressentant chaque détail : la température, les sons, les odeurs.
3. Prenez le temps d'absorber l'énergie de ce lieu. Rappelez-vous que cet espace intérieur est toujours disponible pour vous, même dans les moments stressants.

Objectif : La visualisation permet de créer un espace mental apaisant qui aide à préserver votre énergie en toutes circonstances.

<u>Prendre soin de son énergie à long terme</u>

Protéger son énergie est un processus qui nécessite de l'attention et de la régularité. En mettant en place des habitudes et des pratiques de ressourcement, vous pourrez éviter les phases de surcharge et d'épuisement.

Conseils pour maintenir son énergie au quotidien

- **Maintenez une routine de soin personnelle** : Que ce soit le matin ou le soir, consacrez quelques minutes chaque jour à des activités qui vous apaisent.
- **Soyez sélectif avec votre environnement** : Choisissez des lieux et des personnes qui respectent votre énergie. Entourez-vous de gens qui vous apportent un soutien positif.
- **Équilibrez votre temps d'interaction sociale** : Les hypersensibles ont souvent besoin de plus de temps seul(e) pour se ressourcer. Prenez ce temps sans culpabiliser, même si cela signifie dire non à des invitations.

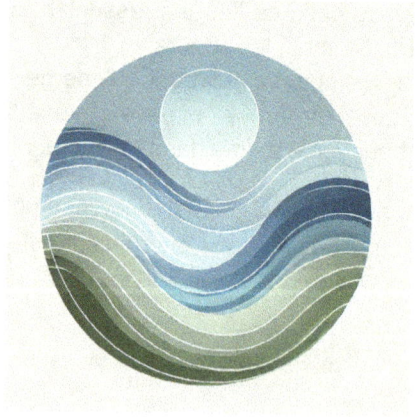

Chapitre 5 : Cultiver des relations épanouissantes

Les défis relationnels des hypersensibles

Les hypersensibles sont particulièrement doués pour percevoir les émotions des autres, parfois même avant que ces dernières ne soient exprimées. Cette capacité d'empathie peut enrichir leurs relations, mais elle peut aussi les amener à absorber les énergies et les émotions des autres au point de s'épuiser. Cultiver des relations épanouissantes signifie choisir des interactions qui respectent leurs besoins, offrent un soutien mutuel, et favorisent un environnement de confiance.

Apprendre à naviguer dans le monde des relations, en posant des limites et en choisissant des personnes qui soutiennent leur bien-être, est essentiel pour éviter l'épuisement et s'épanouir pleinement.

Choisir des relations qui nourrissent votre sensibilité

Les relations nourrissantes sont celles qui respectent et valorisent votre sensibilité. Cela signifie d'abord choisir des personnes qui comprennent votre besoin de calme, votre capacité d'écoute, et votre intensité émotionnelle. Avec elles, vous pouvez être vous-même sans craindre d'être jugé(e) ou incompris(e).

Exercice : Identifier les relations qui vous apportent du bien-être

1. Prenez un moment pour réfléchir aux relations qui vous font vous sentir bien. Quelles sont les personnes avec qui vous vous sentez entendu(e), respecté(e), et accepté(e) ?
2. Notez les qualités de ces relations : sont-elles empreintes de respect, de soutien, de bienveillance ?

3. Comparez ces relations avec celles qui vous fatiguent ou vous angoissent, et réfléchissez aux moyens de passer plus de temps avec les premières.

Objectif : Cet exercice aide à identifier les relations positives et à prendre conscience de leur impact sur votre bien-être.

Exprimer ses besoins avec bienveillance

L'une des difficultés majeures des hypersensibles est de poser des limites sans se sentir coupable. Dire non, exprimer ses besoins, et affirmer ses limites sont des gestes d'auto-respect essentiels. Pour que vos relations soient équilibrées, il est important que vos proches comprennent vos besoins spécifiques, comme le besoin de temps seul(e) pour vous ressourcer ou de calme lors des discussions.

Exercice : S'exprimer avec bienveillance

1. Pensez à une situation où vous auriez aimé exprimer un besoin ou poser une limite, mais où vous ne l'avez pas fait.
2. Notez ce que vous auriez voulu dire et reformulez-le de manière bienveillante, en prenant en compte vos besoins et ceux de l'autre personne. Par exemple : « J'apprécie beaucoup notre échange, mais j'ai besoin d'un moment de calme pour me ressourcer. »
3. Si possible, appliquez cette reformulation lors d'une prochaine conversation.

Objectif : Cet exercice vous aide à formuler vos besoins de manière claire et bienveillante, pour favoriser des échanges sincères et respectueux.

Gérer les conflits en restant fidèle à soi-même

Les conflits peuvent être particulièrement éprouvants pour les hypersensibles, car ils suscitent des émotions intenses. Pour gérer ces situations, il est essentiel de rester ancré(e) dans ses propres valeurs et de ne pas absorber les émotions de l'autre.

Techniques pour naviguer dans les conflits

1. **Prenez du recul** : Si une discussion devient trop intense, accordez-vous le droit de prendre du recul pour retrouver votre calme.
2. **Exprimez vos ressentis au lieu de blâmer** : Au lieu de dire « Tu me rends triste », dites « Je ressens de la tristesse dans cette situation ». Cette approche permet de désamorcer le conflit et de vous exprimer sans culpabiliser l'autre.
3. **Respirez profondément** : La respiration peut vous aider à réduire l'intensité émotionnelle pendant un conflit et à garder une perspective claire.

Objectif : Apprendre à naviguer dans les conflits avec calme et authenticité aide à préserver des relations saines, même dans les moments difficiles.

Prendre soin de soi dans les relations

Les relations épanouissantes ne sont possibles que lorsque vous prenez soin de vous. Être hypersensible signifie avoir besoin de se ressourcer régulièrement. Cela peut parfois nécessiter de se retirer temporairement de certaines interactions, sans culpabilité.

Exercice : Créer une routine de ressourcement

1. Notez les pratiques qui vous aident à vous recentrer (exemples : écouter de la musique, méditer, lire, passer du temps dans la nature).
2. Planifiez un moment chaque semaine pour pratiquer ces activités, et faites-en une priorité. Vous pouvez également informer vos proches de ces moments pour qu'ils respectent ce besoin de solitude.

Objectif : Prendre soin de soi est essentiel pour être pleinement présent(e) dans ses relations et les nourrir de manière équilibrée.

Les signes d'une relation toxique

Il est important de reconnaître les signes d'une relation qui puise excessivement dans votre énergie et nuit à votre bien-être. Voici quelques signes qui peuvent indiquer une relation toxique :

- Vous vous sentez constamment fatigué(e) ou anxieux(se) après avoir passé du temps avec la personne.
- Vos besoins et vos limites ne sont pas respectés.
- Vous vous sentez dévalorisé(e) ou manipulé(e) dans la relation.
- La personne ne vous apporte pas de soutien émotionnel, mais exige beaucoup de vous.

Exercice : Évaluer l'impact des relations

Prenez quelques minutes pour évaluer certaines de vos relations en fonction de leur impact sur votre bien-être. Pour chaque relation, répondez aux questions suivantes :

- Comment me sens-je généralement après avoir passé du temps avec cette personne ?
- Est-ce que mes besoins et mes limites sont respectés ?

- Cette personne m'apporte-t-elle un soutien émotionnel ou me pousse-t-elle à m'épuiser ?

Objectif : Reconnaître les relations toxiques pour décider si des changements sont nécessaires pour préserver votre énergie.

Cultiver des liens de qualité

Les relations épanouissantes ne se construisent pas du jour au lendemain. Il est essentiel de faire preuve de patience et de choisir des personnes qui partagent vos valeurs et respectent votre sensibilité. En cultivant des liens de qualité, vous créez un réseau de soutien qui vous aide à vous sentir compris(e) et valorisé(e).

Exercice : Approfondir les relations positives

1. Choisissez une personne avec qui vous vous sentez bien et que vous aimeriez mieux connaître.
2. Organisez un moment pour passer du temps ensemble dans une activité qui vous rapproche (une promenade, un café, une discussion profonde).
3. Prenez le temps de discuter de sujets qui vous tiennent à cœur et observez si cette personne est réceptive à votre sensibilité.

Objectif : Approfondir les relations positives permet de bâtir des liens de confiance et de soutien.

Chapitre 6 : L'importance du self-care pour les hypersensibles

Pourquoi l'auto-soin est essentiel

L'auto-soin, ou self-care, est plus qu'une simple pratique de détente. Pour les hypersensibles, il est fondamental pour maintenir un équilibre mental, émotionnel et physique. Face à un monde rempli de stimuli intenses, prendre soin de soi permet de créer des moments de pause et de régénération, nécessaires pour éviter l'épuisement. Cultiver l'auto-soin, c'est répondre à ses besoins profonds et se respecter en tant qu'individu sensible.

Pourtant, pratiquer l'auto-soin ne va pas toujours de soi. Beaucoup d'hypersensibles se sentent coupables de consacrer du temps à eux-mêmes ou de dire non aux demandes extérieures. Ce chapitre propose des outils et des routines de self-care adaptés aux besoins des hypersensibles, permettant de transformer cette pratique en un geste quotidien d'amour-propre.

Prendre soin de soi sans culpabilité

Il est courant pour les hypersensibles de se sentir coupables à l'idée de s'accorder du temps ou de dire non aux autres. Pourtant, prendre soin de soi est un droit fondamental, surtout lorsque l'on est sensible aux énergies et émotions environnantes.

Exercice : Se libérer de la culpabilité

1. Pensez à un moment où vous avez ressenti de la culpabilité en prenant soin de vous.
2. Posez-vous la question : pourquoi ai-je ressenti cette culpabilité ? Est-ce en lien avec un besoin d'être accepté(e) ou apprécié(e) par les autres ?

3. Répétez-vous la phrase suivante : « Prendre soin de moi est un acte de respect envers moi-même. Cela me permet de mieux m'occuper des autres par la suite. »

Objectif : Cet exercice vise à vous aider à vous défaire des sentiments de culpabilité et à accepter l'importance de l'auto-soin pour votre équilibre.

Créer une routine de self-care quotidienne

Une routine de self-care n'a pas besoin d'être complexe pour être efficace. En intégrant quelques pratiques simples dans votre journée, vous pouvez recharger vos batteries émotionnelles et physiques.

Idées de routines de self-care

1. **Le matin** : Prenez quelques minutes pour méditer, écrire dans votre journal, ou simplement respirer profondément avant de commencer la journée. Un moment de calme au réveil peut faire toute la différence.
2. **L'après-midi** : Accordez-vous une pause pour faire quelque chose que vous aimez, comme écouter une chanson apaisante, boire une boisson chaude, ou marcher dans la nature si possible.
3. **Le soir** : Créez un rituel apaisant avant de vous coucher : éteignez les écrans, allumez une bougie ou utilisez des huiles essentielles relaxantes, et prenez un moment pour décompresser.

Objectif : L'objectif de ces routines est de vous offrir des moments de bien-être et de recentrage à divers moments de la journée, en créant des habitudes qui favorisent le calme et la sérénité.

Exemples de pratiques d'auto-soin adaptées aux hypersensibles

1. La respiration profonde

La respiration est l'un des moyens les plus efficaces pour calmer le système nerveux. En pratiquant la respiration profonde régulièrement, vous pouvez diminuer le stress et mieux gérer les émotions.

Comment pratiquer :

1. Inspirez profondément par le nez en comptant jusqu'à quatre.
2. Retenez votre souffle pendant quatre secondes.
3. Expirez lentement par la bouche en comptant jusqu'à quatre.
4. Répétez l'exercice pendant quelques minutes, jusqu'à ce que vous sentiez votre corps se détendre.

Objectif : La respiration profonde aide à relâcher les tensions et à rétablir un état de calme intérieur.

2. L'écriture expressive

L'écriture est un outil puissant pour les hypersensibles, car elle permet de libérer les émotions refoulées. En écrivant régulièrement sur vos ressentis, vous pouvez mieux comprendre et gérer vos émotions.

Comment pratiquer :

1. Prenez un cahier et commencez à écrire librement ce que vous ressentez. N'essayez pas de structurer vos pensées, laissez-les simplement s'exprimer.
2. Écrivez sans jugement, même si vos pensées semblent désordonnées.
3. Relisez vos écrits ou laissez-les de côté pour revisiter vos émotions plus tard.

Objectif : L'écriture expressive permet de libérer les tensions et d'explorer ses émotions de manière constructive.

3. Les exercices de visualisation apaisante

Les exercices de visualisation peuvent créer un espace de calme intérieur. En imaginant des scènes relaxantes, vous pouvez diminuer le stress et vous recentrer rapidement.

Comment pratiquer :

1. Fermez les yeux et imaginez-vous dans un lieu qui vous apaise (comme une forêt, une plage, ou un jardin).
2. Concentrez-vous sur chaque détail : les sons, les couleurs, les odeurs.
3. Prenez quelques minutes pour ressentir cette ambiance apaisante avant de rouvrir les yeux.

Objectif : La visualisation crée un refuge mental accessible à tout moment, même lors des journées chargées.

Prendre soin de son espace de vie

Un environnement apaisant contribue au bien-être des hypersensibles. Créer un espace de vie harmonieux, avec des objets qui apportent sérénité et confort, peut transformer votre quotidien.

Conseils pour un espace apaisant

1. **Déclutter** : Éliminez les objets superflus pour alléger visuellement votre espace. Un environnement ordonné crée une sensation de calme.
2. **Choisissez des couleurs apaisantes** : Optez pour des teintes douces, comme le bleu, le vert, ou des couleurs pastel.

3. **Ajoutez des éléments naturels** : Les plantes, les pierres, ou les objets en bois créent un lien avec la nature et favorisent la relaxation.

Objectif : Créer un environnement apaisant aide les hypersensibles à se sentir en sécurité et à recharger leurs énergies.

Les bienfaits du self-care pour l'hypersensible

Le self-care apporte de nombreux bienfaits aux hypersensibles : il réduit le stress, améliore la résilience émotionnelle, et renforce la connexion à soi. Pratiqué régulièrement, il devient une ressource précieuse pour mieux gérer les hauts et les bas de la vie. En cultivant l'auto-soin, vous pourrez profiter de votre sensibilité comme d'une force, au lieu de la percevoir comme un fardeau.

Exercice : Faire une liste de self-care personnalisée

1. Notez toutes les activités qui vous procurent de la paix et de la sérénité, qu'il s'agisse de lire, de méditer, de peindre, ou de passer du temps avec des animaux.
2. Créez une liste de self-care que vous pourrez consulter quand vous sentez votre énergie diminuer.
3. Engagez-vous à pratiquer au moins une activité de votre liste chaque jour.

Objectif : Cet exercice vous aide à développer une routine d'auto-soin sur mesure, adaptée à vos besoins et préférences.

Chapitre 7 : Éviter la surcharge sensorielle

Qu'est-ce que la surcharge sensorielle ?

La surcharge sensorielle se produit lorsque les stimuli autour de vous deviennent trop nombreux ou trop intenses, provoquant une sensation d'oppression ou d'épuisement. Les hypersensibles peuvent être particulièrement vulnérables à la surcharge sensorielle car ils absorbent plus facilement les sons, les lumières, les textures et les odeurs. Cette saturation sensorielle peut entraîner du stress, de l'irritabilité, et même de l'anxiété si elle n'est pas gérée.

Pour maintenir un équilibre, il est important de comprendre vos seuils sensoriels et de trouver des moyens de les adapter à votre environnement. Ce chapitre vous donnera des techniques pour réduire et éviter la surcharge sensorielle au quotidien.

Comprendre ses déclencheurs sensoriels

Les déclencheurs sensoriels sont les éléments dans votre environnement qui stimulent fortement vos sens. Il peut s'agir de sons, de lumières, de textures, de mouvements ou de tout autre stimulus qui provoque une réaction intense.

Exercice : Identifier ses déclencheurs sensoriels

1. Observez votre journée et prenez note des moments où vous avez ressenti une gêne sensorielle (ex. : trop de bruit, lumière intense, foule).
2. Classez ces moments selon leur intensité (de 1 à 5) et la façon dont ils vous affectent (ex. : stress, fatigue, irritabilité).
3. Notez les changements que vous pourriez faire pour réduire ces stimulations.

Objectif : Cet exercice vous aide à identifier les stimuli spécifiques qui vous dérangent le plus pour mieux les gérer au quotidien.

Techniques pour réduire les stimuli

Il est possible d'adapter son environnement et ses habitudes pour limiter les stimuli sensoriels, ce qui permet de réduire le stress et l'épuisement.

1. Créer un espace de calme chez soi

Votre domicile peut devenir un refuge apaisant qui aide à réduire la surcharge sensorielle. Optez pour des éléments qui favorisent un environnement calme.

- **Lumières douces** : Utilisez des ampoules à intensité réglable ou des lumières tamisées pour éviter les éclairages trop intenses.
- **Couleurs apaisantes** : Choisissez des couleurs douces comme le bleu, le vert ou des tons pastel pour les murs et la décoration.
- **Textiles confortables** : Optez pour des matières douces comme le coton ou le lin pour les coussins, les plaids et les draps, afin d'apporter une sensation agréable au toucher.

Objectif : Créer un espace de vie qui apaise les sens aide à se ressourcer et à éviter la surcharge sensorielle chez soi.

2. Utiliser des bouchons d'oreilles ou des écouteurs

Le bruit est souvent un déclencheur de surcharge sensorielle. Les bouchons d'oreilles ou les écouteurs antibruit peuvent aider à réduire les nuisances sonores.

- **Bouchons d'oreilles** : Utiles pour les situations bruyantes comme les transports, les espaces de travail ou les sorties en ville.

- **Écouteurs antibruit** : Idéaux pour bloquer les bruits de fond tout en écoutant de la musique douce ou des sons relaxants.

Objectif : La réduction du bruit aide à minimiser le stress et permet de rester concentré(e) et serein(e) dans les environnements bruyants.

3. Limiter le temps d'exposition aux écrans

Les écrans peuvent également provoquer une surcharge sensorielle, surtout lorsque l'on passe de longues heures devant eux.

- **Faire des pauses** : Prenez une pause de 5 à 10 minutes toutes les heures pour réduire la fatigue visuelle.
- **Activer le mode nuit** : Ce mode réduit la lumière bleue des écrans, ce qui est moins agressif pour les yeux.
- **Limiter l'exposition le soir** : Évitez les écrans au moins une heure avant de dormir pour permettre à votre cerveau de se détendre.

Objectif : Limiter l'exposition aux écrans réduit la stimulation sensorielle et améliore le bien-être général.

Pratiques de désensibilisation douce

La désensibilisation douce consiste à s'habituer progressivement à certains stimuli afin de diminuer leur impact sur vous. Cela peut être particulièrement utile pour les hypersensibles qui ne peuvent éviter certains stimuli dans leur vie quotidienne.

Exercice : Pratique de désensibilisation sensorielle

1. Identifiez un stimulus que vous trouvez gênant mais que vous ne pouvez pas toujours éviter (par exemple, les bruits de fond au travail).

2. Exposez-vous à ce stimulus de manière progressive, par sessions de courte durée, tout en pratiquant des exercices de respiration pour rester calme.
3. Augmentez progressivement le temps d'exposition, toujours en prenant soin de ne pas vous sentir submergé(e).

Objectif : Cet exercice aide à réduire la sensibilité aux stimuli en les rendant plus familiers.

Gestion de la surcharge sensorielle en situation

Il arrive que, malgré les précautions, la surcharge sensorielle survienne. Dans ces moments-là, il est essentiel d'avoir des stratégies pour retrouver son calme.

1. La respiration en carré

La respiration en carré est un exercice simple qui aide à calmer le système nerveux.

1. Inspirez profondément en comptant jusqu'à quatre.
2. Retenez votre souffle pendant quatre secondes.
3. Expirez lentement en comptant jusqu'à quatre.
4. Faites une pause de quatre secondes avant de recommencer.

Objectif : Cet exercice de respiration aide à réduire l'anxiété et à retrouver un état de calme rapidement.

2. Se retirer temporairement

Si vous êtes en pleine surcharge, cherchez un endroit où vous retirer temporairement pour vous apaiser. Cela peut être une pièce calme, les toilettes, ou même un espace extérieur.

Conseil : Informez vos proches ou vos collègues que vous avez besoin de quelques minutes pour vous recentrer. Vous pouvez également utiliser des applications de méditation pour vous aider à vous apaiser pendant ce moment.

Objectif : Prendre du recul aide à réduire la surcharge et permet de mieux gérer les situations intenses.

Construire une routine pour éviter la surcharge sensorielle

En intégrant certaines pratiques de relaxation et de réduction des stimuli dans votre quotidien, vous pouvez prévenir la surcharge sensorielle de manière proactive.

Exercice : Établir une routine anti-surcharge

1. **Matin** : Prenez cinq minutes pour respirer profondément ou méditer avant de commencer votre journée. Cela vous aidera à aborder la journée avec calme.
2. **Après-midi** : Faites une courte pause, fermez les yeux, et respirez profondément si vous sentez la surcharge monter.
3. **Soir** : Évitez les écrans avant de dormir et optez pour des activités apaisantes comme la lecture ou l'écoute de musique douce.

Objectif : Une routine anti-surcharge aide à maintenir un niveau de calme et de bien-être tout au long de la journée, réduisant ainsi les risques de saturation.

Conclusion : L'importance d'écouter ses sensations

Éviter la surcharge sensorielle repose en grande partie sur l'écoute de ses propres besoins. En adaptant votre environnement, en intégrant des pauses et en utilisant des techniques pour réduire les stimuli, vous pouvez vivre plus sereinement dans un monde parfois trop stimulant. Avec ces outils, chaque hypersensible peut trouver son équilibre et naviguer dans la vie avec plus de calme et de stabilité.

Chapitre 8 : Développer la résilience émotionnelle

Qu'est-ce que la résilience émotionnelle ?

La résilience émotionnelle est la capacité de rebondir après des expériences émotionnellement éprouvantes. Pour les hypersensibles, développer cette résilience permet de faire face aux défis avec plus de stabilité et d'équilibre, en réduisant l'impact des émotions intenses. La résilience n'implique pas de refouler ses émotions mais d'apprendre à les traverser et à en tirer des enseignements positifs.

Cultiver la résilience émotionnelle, c'est renforcer sa capacité à gérer les hauts et les bas de la vie tout en restant fidèle à soi-même.

Les piliers de la résilience émotionnelle

Plusieurs piliers permettent de bâtir une résilience émotionnelle durable :

1. **L'auto-compassion** : Être bienveillant avec soi-même, surtout lors des moments difficiles, est essentiel pour traverser les périodes d'émotion intense.
2. **L'acceptation** : Accepter les émotions et les situations telles qu'elles sont, sans résistance, permet de les vivre plus sereinement.
3. **Le soutien social** : Avoir des personnes de confiance à qui se confier aide à traverser les épreuves.
4. **L'apprentissage** : Chaque expérience émotionnelle, même difficile, offre une occasion de grandir et d'apprendre.

Techniques pour renforcer sa résilience émotionnelle

1. Pratiquer l'auto-compassion

Les hypersensibles ont souvent tendance à se juger sévèrement pour leurs réactions émotionnelles intenses. L'auto-compassion consiste à s'accorder la même bienveillance qu'on offrirait à un(e) ami(e).

Exercice : Parler à soi-même avec bienveillance

1. La prochaine fois que vous traversez une émotion intense, prenez quelques minutes pour respirer profondément et vous dire une phrase bienveillante. Par exemple : « Je traverse une période difficile, et c'est normal de ressentir cela. Je m'autorise à ressentir cette émotion. »
2. Si l'autocritique apparaît, répondez-lui par des mots encourageants et compréhensifs.

Objectif : Cet exercice aide à transformer le discours intérieur et à favoriser une attitude d'auto-compassion.

2. L'acceptation radicale

L'acceptation radicale est une pratique qui consiste à accepter une situation ou une émotion telle qu'elle est, sans essayer de la changer. Cela ne signifie pas se résigner, mais plutôt accueillir ce qui est présent.

Exercice : Pratiquer l'acceptation radicale

1. Identifiez une situation difficile ou une émotion intense qui vous dérange actuellement.
2. Prenez quelques instants pour observer cette situation sans la juger. Dites-vous : « C'est ainsi en ce moment, et je l'accepte. »
3. Respirez profondément et concentrez-vous sur le fait d'accueillir cette réalité.

Objectif : Cet exercice aide à réduire le stress lié aux émotions en accueillant la réalité de manière plus sereine.

3. Rechercher le soutien social

Les relations de confiance sont essentielles pour renforcer sa résilience émotionnelle. Parler de ses émotions avec des personnes bienveillantes permet de se sentir compris(e) et soutenu(e).

Conseil : Identifiez les personnes de votre entourage qui respectent votre sensibilité et prenez le temps de renforcer vos liens avec elles. N'hésitez pas à leur exprimer vos émotions en toute authenticité.

Objectif : Le soutien social aide à se sentir moins seul(e) dans ses expériences émotionnelles et apporte un réconfort précieux.

4. Cultiver la gratitude

La gratitude est un puissant levier pour développer la résilience. Elle permet de concentrer son attention sur ce qui va bien, même dans les moments difficiles, et de relativiser les défis.

Exercice : Tenir un journal de gratitude

1. Chaque soir, prenez quelques minutes pour noter trois choses pour lesquelles vous êtes reconnaissant(e) dans la journée.
2. Essayez de trouver des éléments simples, comme un sourire, un moment de calme, ou une réussite personnelle.

Objectif : La gratitude aide à renforcer une perspective positive et encourage un état d'esprit résilient.

5. Apprendre des expériences passées

Chaque défi émotionnel peut offrir un enseignement. Réfléchir aux expériences passées permet de développer une meilleure compréhension de soi et de se préparer pour l'avenir.

Exercice : Analyse des expériences

1. Choisissez une situation émotionnellement difficile que vous avez traversée récemment.
2. Réfléchissez aux leçons que vous pouvez en tirer. Par exemple : « Qu'ai-je appris sur moi-même dans cette situation ? Qu'est-ce que j'aimerais faire différemment la prochaine fois ? »
3. Notez ces réflexions dans un journal pour pouvoir y revenir plus tard.

Objectif : Apprendre des expériences renforce la résilience et permet de grandir à travers les défis.

Développer des pratiques de bien-être pour renforcer la résilience

En complément des techniques émotionnelles, les pratiques de bien-être aident à maintenir un état d'esprit serein et résilient.

Méditation et pleine conscience

La méditation et la pleine conscience permettent de mieux gérer les émotions en développant la capacité à se recentrer. Pratiquées régulièrement, elles apportent un sentiment de calme intérieur.

Conseil : Débutez avec des séances de cinq à dix minutes de méditation par jour, en vous concentrant simplement sur votre respiration ou sur les sensations de votre corps.

Objectif : La méditation aide à réduire le stress et à développer une plus grande capacité de recul face aux émotions.

Activité physique

L'exercice physique est un excellent moyen de relâcher les tensions émotionnelles et de stimuler les hormones du bien-être. Il contribue également à renforcer la résilience en améliorant la santé physique et mentale.

Conseil : Choisissez une activité physique qui vous plaît, comme la marche, le yoga, la danse ou le vélo, et intégrez-la régulièrement dans votre routine.

Objectif : L'activité physique aide à relâcher les tensions émotionnelles et à renforcer la résilience globale.

Soins personnels et routines de self-care

Prendre soin de soi au quotidien contribue également à renforcer la résilience émotionnelle. En ayant des moments réguliers pour soi, on peut mieux gérer les situations stressantes.

Conseil : Identifiez des pratiques de self-care qui vous font du bien (lecture, bain relaxant, promenade dans la nature) et faites-en une priorité dans votre routine.

Objectif : Les routines de self-care permettent de maintenir un état de bien-être général qui favorise la résilience.

Conclusion : La résilience comme force intérieure

Développer la résilience émotionnelle ne signifie pas supprimer les émotions ou éviter les défis, mais apprendre à traverser les moments difficiles avec plus de calme et de force intérieure. En cultivant l'auto-compassion, l'acceptation, et en renforçant son réseau de soutien, chaque hypersensible peut développer une capacité à surmonter les défis de la vie tout en restant aligné(e) avec sa sensibilité.

Avec le temps et la pratique, la résilience émotionnelle devient un allié puissant qui permet de vivre pleinement, sans craindre d'être submergé(e) par les émotions. C'est une force qui, loin d'amoindrir la sensibilité, en fait un atout précieux pour naviguer dans la complexité de la vie.

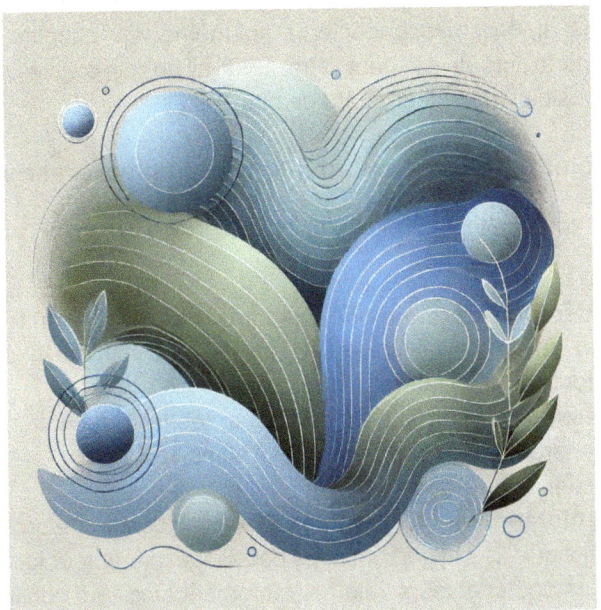

Chapitre 9 : Hypersensibilité et créativité

La créativité comme moyen d'expression pour les hypersensibles

Pour les personnes hypersensibles, la créativité est bien plus qu'un simple passe-temps : c'est un moyen d'expression et de libération. Elle offre une voie pour canaliser les émotions intenses, en les transformant en œuvres visuelles, écrites, musicales ou artisanales. La créativité permet non seulement de se sentir apaisé(e), mais aussi de mieux comprendre et accepter ses ressentis.

Cultiver un talent créatif, qu'il s'agisse de peinture, d'écriture, de musique, ou de danse, est une manière de mettre en forme ses émotions et de se reconnecter à soi-même. Ce chapitre explore comment la créativité peut être une alliée précieuse pour les hypersensibles dans leur quête de bien-être.

Les bienfaits de la créativité pour les hypersensibles

La pratique créative apporte plusieurs bienfaits aux hypersensibles :

1. **Libération émotionnelle** : Exprimer ses émotions à travers l'art permet de les libérer d'une manière constructive, sans les refouler ni s'en laisser submerger.
2. **Ressourcement** : La créativité permet de se recentrer, de prendre du recul par rapport aux stimuli extérieurs, et de se reconnecter à son monde intérieur.
3. **Renforcement de l'identité** : En développant une pratique artistique, les hypersensibles peuvent explorer leur identité, leurs goûts, et leurs valeurs, renforçant ainsi leur confiance en eux.

Explorer différents moyens d'expression créative

Il existe de nombreuses façons de pratiquer la créativité. L'essentiel est de trouver celle qui vous permet de vous exprimer naturellement, sans jugement ni pression. Voici quelques exemples d'activités créatives adaptées aux hypersensibles :

1. L'écriture

L'écriture est un excellent moyen de libérer ses pensées et ses émotions. Elle permet de clarifier ses ressentis, d'organiser ses idées, et de les explorer plus en profondeur.

Exercice : Écriture intuitive

1. Prenez un carnet et commencez à écrire tout ce qui vous passe par la tête pendant cinq minutes, sans vous soucier de la cohérence ou de la forme.
2. Laissez vos pensées et vos émotions s'exprimer librement, sans jugement.
3. Après l'exercice, relisez-vous ou laissez de côté pour revisiter plus tard.

Objectif : L'écriture intuitive vous aide à explorer vos émotions et à les exprimer de manière fluide et spontanée.

2. La peinture et le dessin

Le dessin et la peinture permettent d'exprimer les émotions à travers les formes et les couleurs. Ils offrent un espace où l'on peut traduire ses sensations sans avoir besoin de mots.

Exercice : Peindre ses émotions

1. Choisissez des couleurs qui vous inspirent ou qui représentent vos émotions actuelles.
2. Peignez ou dessinez sans réfléchir, en laissant votre main suivre vos ressentis.

3. Observez votre œuvre finale sans la juger, en accueillant ce qu'elle exprime.

Objectif : Peindre ses émotions permet de libérer des ressentis intenses et de les matérialiser, offrant un exutoire visuel à votre sensibilité.

3. La musique

La musique est une forme d'expression qui touche directement les émotions. Que ce soit en jouant d'un instrument, en chantant, ou simplement en écoutant, la musique peut devenir un moyen puissant de se connecter à soi.

Exercice : Créer une playlist de ressourcement

1. Rassemblez des morceaux qui vous apaisent, vous inspirent, ou vous aident à vous sentir équilibré(e).
2. Écoutez cette playlist dans les moments de surcharge ou de stress pour vous recentrer.
3. Si vous jouez d'un instrument, improvisez des mélodies selon votre ressenti du moment.

Objectif : La musique permet de se ressourcer rapidement et de s'exprimer, que ce soit par l'écoute ou la pratique instrumentale.

4. La danse et le mouvement

La danse permet d'exprimer les émotions à travers le corps. Le mouvement offre une libération physique et émotionnelle, aidant à relâcher les tensions et à se sentir plus léger.

Exercice : Danser ses émotions

1. Mettez une musique qui correspond à votre humeur.
2. Laissez votre corps bouger librement, sans réfléchir ni chercher la perfection.

3. Concentrez-vous sur les sensations et laissez les mouvements refléter vos émotions.

Objectif : La danse permet de libérer les émotions par le mouvement, en se reconnectant au corps et en relâchant les tensions.

Cultiver une pratique créative régulière

Pour tirer pleinement parti des bienfaits de la créativité, il est utile de cultiver une pratique régulière. Prendre du temps chaque semaine pour explorer votre créativité peut devenir un rituel apaisant et ressourçant.

Exercice : Établir une routine créative

1. Choisissez un ou plusieurs moyens d'expression qui vous attirent.
2. Fixez-vous un moment chaque semaine pour vous y consacrer, sans objectif précis, simplement pour le plaisir.
3. Créez un espace calme et inspirant pour vos sessions créatives, avec des objets qui vous apaisent et stimulent votre inspiration.

Objectif : Une routine créative permet de renforcer l'expression de soi et de profiter pleinement des bienfaits de la créativité.

Utiliser la créativité pour mieux se comprendre

La créativité est également un outil puissant pour explorer son monde intérieur. En observant ce que vous créez, vous pouvez mieux comprendre vos émotions, vos pensées, et vos aspirations.

Exercice : Journal créatif

1. Chaque semaine, consacrez une page de votre journal à une expression créative libre : écrivez, dessinez, ou utilisez des collages pour représenter votre état d'esprit.
2. Notez vos ressentis et ce que vous avez appris sur vous-même à travers cette activité.

Objectif : Le journal créatif est un moyen de mieux comprendre vos émotions et vos pensées en les traduisant en images, mots, et couleurs.

Conclusion : La créativité comme alliée pour les hypersensibles

La créativité est une alliée précieuse pour les hypersensibles. Elle offre un exutoire aux émotions intenses, un moyen de se ressourcer, et un espace pour explorer son identité. En cultivant une pratique créative, chaque hypersensible peut non seulement apaiser son esprit, mais aussi découvrir de nouvelles facettes de lui-même.

Qu'il s'agisse d'écriture, de peinture, de musique ou de mouvement, la créativité permet de transformer la sensibilité en force. Elle devient un pont entre le monde intérieur et le monde extérieur, où l'on peut exprimer sa richesse émotionnelle sans limite ni jugement.

Chapitre 10 : Trouver son équilibre dans un monde bouillonnant

L'importance de l'équilibre pour les hypersensibles

Pour les personnes hypersensibles, trouver un équilibre est essentiel pour vivre sereinement dans un monde rempli de stimuli. Cet équilibre permet de naviguer entre les exigences du quotidien et la nécessité de préserver son bien-être. C'est la clé pour éviter la surcharge, gérer ses émotions et rester fidèle à soi-même dans toutes les situations.

L'équilibre intérieur repose sur des pratiques d'ancrage et de recentrage qui permettent de retrouver la paix même en cas de pression extérieure. Ce chapitre explore des techniques et des routines pour cultiver cet état de stabilité, en transformant la sensibilité en une force.

Techniques pour rester ancré(e) au quotidien

1. La respiration consciente

La respiration est un moyen rapide et efficace pour se recentrer. En portant attention à votre respiration, vous pouvez calmer le mental et ramener votre attention dans l'instant présent.

Exercice : La respiration des 4-4-4

1. Inspirez lentement en comptant jusqu'à quatre.
2. Retenez votre souffle pendant quatre secondes.
3. Expirez en comptant jusqu'à quatre.
4. Répétez cet exercice pendant quelques minutes, jusqu'à ce que vous sentiez un état de calme.

Objectif : La respiration consciente aide à réduire le stress et à se reconnecter avec soi-même en cas de surcharge émotionnelle.

2. La méditation d'ancrage

La méditation d'ancrage consiste à ramener l'attention sur le corps et sur le moment présent. Elle permet de développer une connexion profonde avec soi-même et de renforcer son centre intérieur.

Exercice : Méditation sur les pieds

1. Asseyez-vous ou tenez-vous debout dans un endroit calme.
2. Concentrez votre attention sur vos pieds et ressentez le contact avec le sol.
3. Imaginez des racines qui partent de vos pieds et plongent dans la terre, vous ancrant solidement au sol.
4. Prenez quelques respirations en visualisant cette connexion, et laissez la sensation d'ancrage envahir votre corps.

Objectif : Cet exercice renforce la stabilité intérieure et aide à se sentir plus ancré(e) face aux défis.

3. La gratitude pour renforcer l'ancrage

Pratiquer la gratitude aide à se concentrer sur les aspects positifs de la vie et à trouver de la sérénité dans les petites choses du quotidien.

Exercice : Le journal de gratitude

1. Chaque soir, notez trois choses pour lesquelles vous êtes reconnaissant(e) dans la journée.
2. Essayez d'être spécifique. Par exemple, notez un moment de calme, une conversation enrichissante, ou un geste attentionné.
3. Prenez quelques minutes pour relire ces notes chaque semaine et observer les bienfaits de cette pratique sur votre état d'esprit.

Objectif : La gratitude aide à se recentrer sur le positif, renforçant ainsi le sentiment de paix et de satisfaction.

Créer des moments de calme intérieur

Il est essentiel pour les hypersensibles de s'accorder régulièrement des moments de calme. Ces pauses permettent de se recentrer et de libérer les tensions accumulées.

1. La promenade en pleine conscience

La nature est une ressource précieuse pour les hypersensibles. Une promenade en pleine conscience permet de se reconnecter à la beauté du monde et de relâcher les tensions.

Conseil : Lors de votre promenade, concentrez-vous sur les sensations : le bruit des feuilles, l'odeur de la terre, ou la sensation de l'air sur votre peau. Prenez votre temps pour observer les détails sans vous précipiter.

Objectif : Cette pratique aide à créer un espace de paix intérieure et à apprécier la beauté simple de la nature.

2. Le rituel du thé ou de la boisson apaisante

Prendre un moment pour savourer une boisson chaude peut devenir un rituel d'ancrage. Ce moment calme et simple aide à se recentrer et à apprécier l'instant présent.

Exercice : Le rituel du thé

1. Préparez une boisson chaude de votre choix (thé, tisane, chocolat chaud).
2. Asseyez-vous dans un endroit calme et prenez quelques respirations avant de boire.
3. Savourez chaque gorgée en portant attention aux saveurs, à la chaleur de la boisson, et à la sensation de calme qu'elle apporte.

Objectif : Ce rituel crée un espace de paix intérieure et peut être pratiqué à tout moment pour se ressourcer.

3. Créer un espace de calme chez soi

Avoir un espace de calme chez soi est essentiel pour les hypersensibles. Cela peut être un coin de méditation, une chaise confortable près d'une fenêtre, ou un espace dédié à la lecture.

Conseil : Définissez un espace chez vous où vous pouvez vous retirer pour un moment de calme. Ajoutez-y des éléments apaisants, comme des plantes, des coussins, ou des objets personnels.

Objectif : Un espace de calme personnel vous offre un refuge où vous ressourcer chaque jour.

Se connecter à ses valeurs pour rester aligné(e)

Trouver son équilibre passe aussi par la connexion avec ses valeurs. En restant fidèle à ce qui est important pour vous, vous pouvez prendre des décisions alignées et éviter de vous disperser.

Exercice : Identifier ses valeurs principales

1. Prenez quelques minutes pour réfléchir à ce qui est vraiment important pour vous (ex. : l'honnêteté, la bienveillance, la créativité).
2. Notez trois valeurs qui vous définissent et demandez-vous comment vous pouvez les intégrer davantage dans votre vie quotidienne.
3. Reconnectez-vous à ces valeurs lors des moments de doute pour retrouver un équilibre intérieur.

Objectif : Se connecter à ses valeurs aide à rester aligné(e) avec soi-même et à éviter les situations qui perturbent votre équilibre.

Équilibrer le temps d'interaction et de solitude

Pour les hypersensibles, l'équilibre entre les interactions sociales et les moments de solitude est essentiel. Les relations peuvent être sources de joie, mais elles peuvent aussi épuiser si elles sont trop fréquentes ou intenses.

Conseil : Planifiez des moments de solitude après des interactions sociales pour vous ressourcer. Cela peut être une courte pause, une promenade, ou un moment de méditation.

Objectif : Cet équilibre permet de profiter des interactions sans se sentir submergé(e) et de préserver son énergie.

Conclusion : Trouver la paix dans le quotidien

Trouver son équilibre dans un monde bouillonnant est un art qui se cultive au quotidien. En intégrant des pratiques d'ancrage, des moments de calme, et en restant aligné(e) avec vos valeurs, vous pouvez développer un état de paix intérieure durable. Cet équilibre vous permet d'accueillir les expériences avec plus de sérénité, en faisant de votre sensibilité une source de force et de connexion profonde avec le monde qui vous entoure.

En cultivant ces pratiques, chaque hypersensible peut trouver un ancrage stable qui lui permet de vivre pleinement et en harmonie avec sa sensibilité, même au cœur du tumulte quotidien.

Plan de 30 jours pour vivre harmonieusement avec son hypersensibilité

Ce programme d'un mois est conçu pour aider les hypersensibles à intégrer progressivement les outils et les pratiques abordés dans ce livre. En suivant ce plan jour après jour, vous pourrez renforcer votre équilibre émotionnel, établir des routines d'auto-soin, et commencer à vivre plus sereinement avec votre sensibilité.

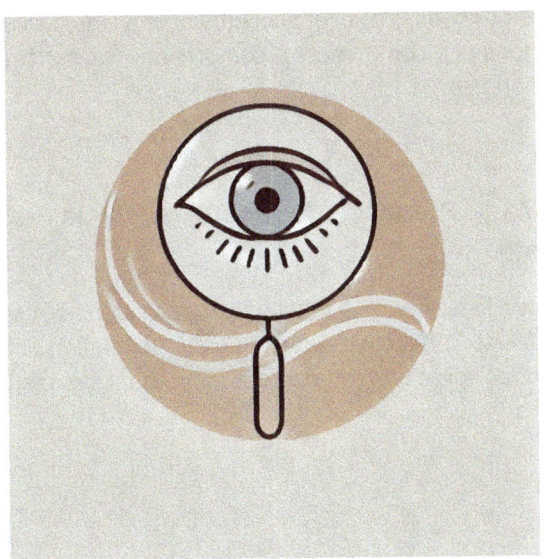

Semaine 1 : Explorer et observer

L'objectif de cette première semaine est de commencer par l'observation et la découverte de votre hypersensibilité. Il s'agit de prendre conscience de vos déclencheurs et de noter vos besoins en matière de calme et d'équilibre.

Jour 1-3 : Journal des déclencheurs sensoriels

- Notez, chaque soir, les moments où vous avez ressenti une surcharge sensorielle. Identifiez les déclencheurs (bruit, lumière, odeur, interaction) et la réaction que cela a provoquée en vous.

Jour 4-5 : Écrire sur ses émotions

- Réservez 10 minutes pour écrire librement sur vos ressentis et vos pensées. Cet exercice vous aide à clarifier vos émotions et à commencer à comprendre vos schémas émotionnels.

Jour 6-7 : Prendre du recul avec la respiration consciente

- Chaque jour, prenez 5 minutes pour pratiquer la respiration des 4-4-4. Concentrez-vous sur cette respiration pour vous recentrer après une journée ou un moment stressant.

<u>Semaine 2 : Créer des routines de self-care</u>

Cette semaine est consacrée à l'établissement de routines de bien-être simples et régulières, essentielles pour apaiser le corps et l'esprit des hypersensibles.

Jour 8-10 : Rituel du matin calme

- Commencez chaque journée par 5 minutes de calme (méditation ou respiration), avant de vérifier votre téléphone ou de commencer vos activités. Cela vous aidera à aborder la journée avec plus de sérénité.

Jour 11-13 : Créer un espace de ressourcement

- Aménagez un coin de calme chez vous, même petit, avec des éléments apaisants. Passez-y quelques minutes chaque jour pour respirer, lire, ou simplement profiter du silence.

Jour 14 : Évaluer et ajuster

- Révisez votre routine de self-care. Demandez-vous ce qui vous apporte le plus de bien-être et ajustez selon vos besoins.

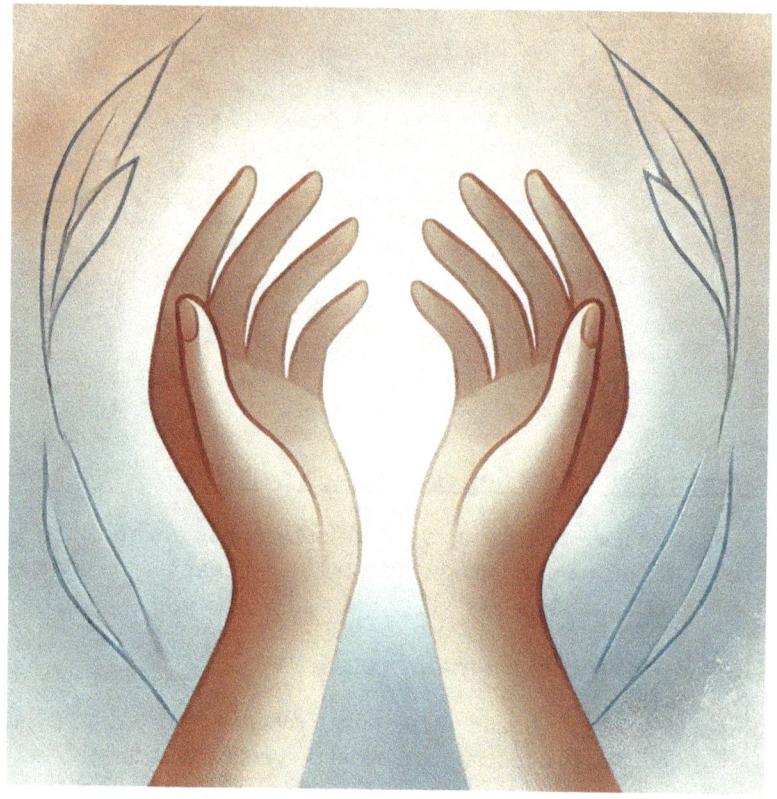

Semaine 3 : Exprimer ses émotions et gérer les relations

Cette semaine, nous allons intégrer des pratiques pour mieux gérer les relations et exprimer vos émotions de manière constructive.

Jour 15-17 : Exprimer ses émotions par l'art

- Choisissez un mode d'expression créatif (dessin, écriture, musique) et prenez 10-15 minutes pour libérer vos émotions. Laissez-vous guider par votre ressenti sans chercher de résultat précis.

Jour 18-20 : Apprendre à poser des limites

- En vous basant sur vos déclencheurs, essayez de poser une limite bienveillante avec une personne de votre entourage. Pratiquez la communication positive en expliquant vos besoins.

Jour 21 : Se reconnecter à la gratitude

- Le soir, notez trois choses pour lesquelles vous êtes reconnaissant(e). Cela vous aidera à vous recentrer sur le positif dans vos relations et dans votre quotidien.

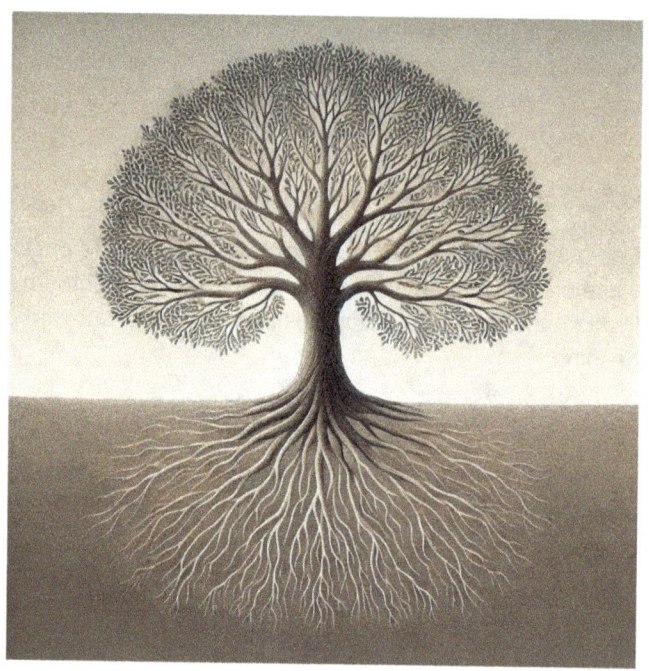

Semaine 4 : Ancrage et équilibre

La dernière semaine est consacrée aux pratiques d'ancrage et à la création d'un équilibre durable.

Jour 22-24 : Pratique de la méditation d'ancrage

- Prenez 5 minutes pour pratiquer la méditation sur les pieds ou les racines. Cela vous aide à vous sentir ancré(e) et à diminuer la sensation de surcharge.

Jour 25-27 : Observer et ajuster son environnement

- Réfléchissez aux éléments de votre environnement qui vous aident ou vous perturbent. Prenez des mesures pour minimiser les sources de surcharge sensorielle (comme les écrans ou les bruits intenses).

Jour 28-29 : Promenade en pleine conscience

- Faites une promenade en pleine conscience, même courte. Concentrez-vous sur vos sensations et prenez le temps de savourer le moment présent.

Jour 30 : Réflexion sur le mois écoulé

- Prenez un moment pour écrire sur ce que vous avez appris durant ces 30 jours. Quels outils vous conviennent le mieux ? Quels changements avez-vous remarqués dans votre bien-être ?

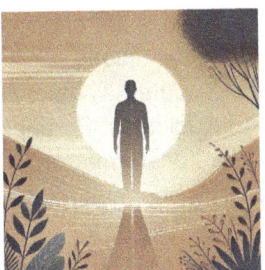

Ce plan est conçu pour vous accompagner dans un voyage de découverte et de bien-être. N'hésitez pas à personnaliser les exercices pour les adapter à votre rythme. En intégrant ces pratiques dans votre quotidien, vous pouvez faire de votre hypersensibilité une source de force et d'épanouissement.

Conclusion : Accepter et célébrer son hypersensibilité

Embrasser son hypersensibilité comme une force

Tout au long de ce livre, nous avons exploré divers aspects de l'hypersensibilité, de la gestion des émotions intenses à l'importance de l'auto-soin en passant par la créativité et l'équilibre intérieur. Ces pratiques sont des outils puissants qui permettent aux hypersensibles de transformer ce trait en une force. Plutôt que de percevoir votre sensibilité comme un fardeau, il est possible de la voir comme un don qui enrichit votre vie et celle de ceux qui vous entourent.

Être hypersensible, c'est avoir la capacité de percevoir et de ressentir avec une profondeur unique. Cette qualité est précieuse dans un monde où l'écoute, l'empathie, et la capacité à s'émerveiller sont parfois négligées. En apprenant à accepter votre sensibilité, vous pouvez la transformer en un atout qui vous permet de vous épanouir et de contribuer au monde à votre manière.

Les bienfaits d'une hypersensibilité bien gérée

Lorsque vous apprenez à gérer et à accepter votre hypersensibilité, vous bénéficiez d'une vie plus équilibrée, plus connectée à vous-même et aux autres. Voici quelques bienfaits que vous pouvez ressentir :

1. **Une connexion plus profonde avec les autres** : Votre empathie vous permet de nouer des relations authentiques et sincères, basées sur la compréhension et le respect mutuel.

2. **Un rapport apaisé avec vos émotions** : En acceptant vos ressentis et en pratiquant la régulation émotionnelle, vous pouvez vivre vos émotions sans être submergé(e) par elles.
3. **Une créativité épanouie** : La sensibilité alimente souvent une créativité riche, qui permet de créer, d'innover, et de s'exprimer de manière unique.
4. **Un équilibre intérieur** : En cultivant des pratiques d'ancrage et d'auto-soin, vous pouvez naviguer dans la vie avec plus de sérénité et de confiance en vous-même.

Cultiver la résilience et l'adaptation au quotidien

La vie présente inévitablement des défis, mais en acceptant votre sensibilité et en développant des outils de résilience, vous pouvez y faire face avec calme et force intérieure. En adoptant un mode de vie qui respecte votre besoin d'équilibre, de calme, et d'authenticité, vous vous donnez les moyens de vous épanouir pleinement.

Chaque jour, souvenez-vous que votre hypersensibilité est une partie intégrante de vous, un trait précieux qui vous rend unique. En vous entourant de personnes bienveillantes, en créant un environnement qui vous soutient, et en pratiquant des rituels de self-care, vous construisez un cadre qui respecte votre nature et renforce votre bien-être.

Embrasser la diversité de votre hypersensibilité

Il n'y a pas de modèle unique d'hypersensibilité. Chacun vit et exprime sa sensibilité de manière unique, en fonction de son histoire, de ses goûts, et de ses valeurs. Accepter votre hypersensibilité, c'est aussi accepter que vous n'avez pas besoin de ressembler aux autres pour être épanoui(e).

Soyez fier(ère) de ce qui vous rend différent(e) et n'ayez pas peur d'exprimer votre sensibilité dans toutes ses nuances. Que vous soyez particulièrement créatif(ve), à l'écoute, ou que vous ressentiez le besoin de solitude, ces caractéristiques sont des aspects précieux de votre personnalité. L'authenticité est le plus beau cadeau que vous puissiez vous offrir.

Quelques conseils pour le chemin à venir

Les outils et les pratiques explorés dans ce livre sont des ressources pour accompagner votre cheminement, mais il est essentiel de vous rappeler que l'hypersensibilité est un voyage continu. La clé est de rester à l'écoute de vos besoins et d'ajuster vos pratiques au fil de votre évolution. Voici quelques conseils pour continuer à cheminer sereinement :

1. **Soyez patient(e) avec vous-même** : L'acceptation de soi est un processus qui prend du temps. Accordez-vous la bienveillance que vous méritez.
2. **Explorez de nouvelles pratiques** : Au fil du temps, vous découvrirez peut-être d'autres moyens d'exprimer et de gérer votre sensibilité. N'hésitez pas à expérimenter.
3. **Écoutez votre intuition** : En tant qu'hypersensible, votre intuition est souvent très développée. Laissez-la vous guider dans vos choix et vos relations.
4. **Célébrez vos réussites** : Chaque progrès est une victoire. Prenez le temps de célébrer vos accomplissements, aussi petits soient-ils.

Une invitation à vivre pleinement

En tant qu'hypersensible, vous êtes doté(e) d'une sensibilité unique qui vous permet d'éprouver la vie avec intensité et profondeur. Plutôt que de lutter contre cette nature, vous avez maintenant des outils pour l'accepter, la comprendre, et en faire une source de richesse.

Ce livre n'est que le début de votre exploration. La vie est remplie de découvertes et d'apprentissages, et votre sensibilité vous permettra d'en percevoir chaque nuance. Vivez pleinement chaque expérience, en prenant soin de vous et en restant fidèle à votre nature.

En acceptant votre hypersensibilité, vous devenez non seulement plus fort(e), mais vous apportez également une lumière unique à ceux qui vous entourent. Continuez à avancer avec confiance et fierté, en sachant que votre sensibilité est une force, et que vous avez le pouvoir de créer une vie épanouissante et équilibrée.

Remerciements et encouragements

Merci d'avoir parcouru ce livre et d'avoir exploré ces pistes pour mieux vivre avec votre hypersensibilité. Souvenez-vous que chaque étape de votre cheminement est une avancée vers un bien-être durable. Vous méritez de vivre en harmonie avec vous-même, et votre sensibilité est un atout précieux pour enrichir votre vie et celle des autres.

journal de réflexion

Introduction au journal de réflexion

Ce journal de réflexion est un outil d'auto-observation et de croissance. En prenant quelques minutes chaque jour ou chaque semaine pour répondre aux questions suivantes, vous pourrez mieux comprendre vos émotions, ajuster vos pratiques, et observer les changements dans votre bien-être.

Instructions pour l'utilisation

- Prenez quelques minutes chaque jour pour remplir les questions suivantes. Le soir est souvent le meilleur moment, car cela vous permet de réfléchir à votre journée dans le calme.
- Utilisez cet espace pour écrire librement, sans jugement, et en étant authentique avec vous-même.
- Ce journal vous permettra de suivre votre**Quelle émotion principale ai-je ressentie aujourd'hui ?**
  - Décrivez brièvement cette émotion : intensité, circonstances, déclencheurs éventuels.
- **Quelles situations m'ont procuré du calme ou du bien-être aujourd'hui ?**
- évolution au fil du temps, d'identifier vos déclencheurs émotionnels, et de voir quelles pratiques vous apportent le plus de bien-être.

Questions de réflexion quotidienne

- o Notez les moments où vous vous êtes senti(e) apaisé(e) ou en harmonie avec votre environnement.

2. **Quels défis émotionnels ou sensoriels ai-je rencontrés aujourd'hui ?**
   - o Notez toute situation qui a déclenché de l'anxiété, de l'irritabilité ou de la surcharge sensorielle.

3. **Quelles pratiques de gestion des émotions ai-je utilisées aujourd'hui ?**
   - o Listez les techniques employées (respiration, visualisation, créativité, auto-soin) et comment elles ont influencé votre état.

4. **Quel besoin émotionnel ou physique ai-je identifié aujourd'hui ?**
   - o Par exemple : repos, solitude, soutien émotionnel, moment de créativité. Notez toute prise de conscience ou ajustement fait pour répondre à ce besoin.

5. **Un moment de gratitude :**
   - o Notez au moins une chose pour laquelle vous êtes reconnaissant(e) aujourd'hui, aussi petite soit-elle.

Questions de réflexion hebdomadaire

À remplir chaque semaine pour observer les tendances et ajuster les pratiques au besoin.

1. **Quelles émotions sont revenues souvent cette semaine ?**
   - o Identifiez les émotions dominantes de la semaine et les situations ou déclencheurs récurrents.

2. **Quelles pratiques ont le mieux fonctionné pour moi cette semaine ?**
   - o Notez les techniques ou pratiques qui vous ont apporté du bien-être ou une réduction du stress.

3. **Quelles sont les principales leçons que j'ai apprises cette semaine ?**
   - ○ Qu'avez-vous appris sur vous-même, vos besoins, ou la manière de gérer votre hypersensibilité ?
4. **Quels ajustements puis-je faire la semaine prochaine pour mieux répondre à mes besoins ?**
   - ○ Par exemple : intégrer plus de pauses, pratiquer davantage la visualisation, limiter les interactions sociales, etc.
5. **Quels progrès ai-je observés depuis le début de mon cheminement ?**
   - ○ Notez les changements, aussi petits soient-ils, que vous avez remarqués dans votre état d'esprit, vos réactions émotionnelles, ou votre bien-être global.

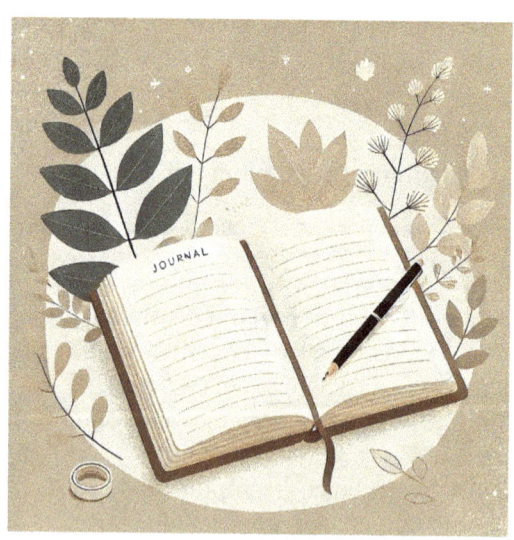